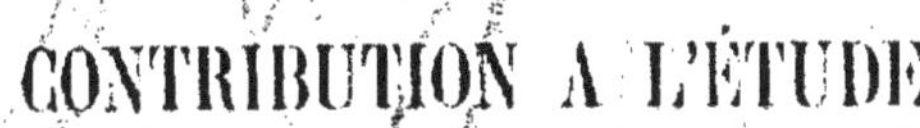

CONTRIBUTION A L'ÉTUDE

DES

PHLEGMONS DU COU

PHLEGMON BILATERAL

DE LA RÉGION CERVICALE

PAR

GERBIER Joseph-Marie

DOCTEUR EN MÉDECINE DE LA FACULTÉ DE PARIS

IMPRIMERIE DES THÈSES DE MEDECINE
OLLIER-HENRY
11, 13, RUE DE L'ÉCOLE-DE-MÉDECINE, 11, 13
PARIS
1893

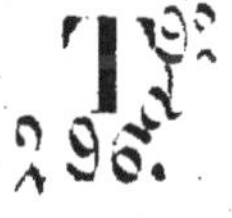

CONTRIBUTION A L'ÉTUDE

DES

PHLEGMONS DU COU

PHLEGMON BILATERAL

DE LA RÉGION CERVICALE

PAR

GERBIER Joseph-Marie

DOCTEUR EN MÉDECINE DE LA FACULTÉ DE PARIS

IMPRIMERIE DES THÈSES DE MEDECINE

OLLIER-HENRY

11, 13, RUE DE L'ÉCOLE-DE-MÉDECINE, 11, 13

PARIS

1893

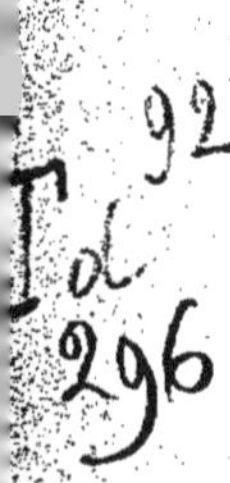

A LA MÉMOIRE

DE MON PÈRE ET DE MA MÈRE

TANT REGRETTÉS

A MES FRÈRES ET SŒURS

A MA BONNE TANTE LAURE

A MES NIÈCES

A MES PARENTS

A MES AMIS

A M. Le Docteur GÉRARD-MARCHANT

CHIRURGIEN DES HÔPITAUX

Hommage particulier
de ma profonde reconnaissance.

A MON PRÉSIDENT DE THÈSE

MONSIEUR LE DOCTEUR LE FORT

PROFESSEUR A LA FACULTÉ DE MÉDECINE

MEMBRE DE L'ACADÉMIE DE MÉDECINE

CHIRURGIEN DES HÔPITAUX

OFFICIER DE LA LÉGION D'HONNEUR

CONTRIBUTION A L'ETUDE

DES

PHLEGMONS DU COU

(PHLEGMON BILATÉRAL DE LA RÉGION CERVICALE)

INTRODUCTION

Les récentes discussions, à la Société de chirurgie, sur les phlegmons du cou, ont mis en lumière certaines notions nouvelles. Grâce aux travaux de Verneuil, Galippe, Vignal et Clado, on connait maintenant le *poison buccal*, source de tous les accidents plus ou moins graves, occasionnés par ces phlegmons.

De ces discussions il résulte que cet agent infectieux développe son action là où il trouve *un terrain favorable.*

Chez les sujets dont l'*état général* est mauvais, nous le voyons toujours provoquer des accidents mortels. Il suffit, pour s'en convaincre, de passer en revue les nombreuses observations publiées dans les derniers bulletins de la Société de chirurgie.

Mais, pour pénétrer dans l'organisme, il lui faudra une *porte d'entrée.*

De plus, une fois absorbé, *où aboutira-t-il?*

Ce sont là autant de questions que nous nous proposons d'étudier.

Nous parlerons donc tout d'abord du *poison buccal*, en nous inspirant des plus récents travaux.

Les *conditions de terrain*, nous fourniront le sujet d'un second chapitre.

En troisième lieu nous rechercherons quelles peuvent être les *portes d'entrée* permettant au poison de s'infiltrer dans les tissus.

Nous verrons ensuite *en quel point s'arrête l'agent infectieux; selon que tel ou tel ganglion sera infecté, telle ou telle variété de phlegmon sera constituée, plus ou moins grave suivant la virulence du poison et l'état général.*

C'est à ce propos que nous ferons une *classification des phlegmons du cou;* puis, après les avoir décrits d'une façon rapide, après avoir indiqué les phénomènes généraux qui leur sont communs, nous insisterons sur le *phlegmon BILATÉRAL du cou* dont l'observation a servi de point de départ à notre thèse.

Nous nous arrêterons également au *traitement* pour passer ensuite aux *conclusions.*

Dans ce modeste travail que des raisons intimes nous obligent à abréger, nous n'avons pas la prétention de pouvoir jeter la pleine lumière sur un sujet si intéressant, mais encore entouré de ténèbres. — Notre trop jeune expérience nous rendrait cette tâche impossible.

Nous espérons néanmoins apporter à cette question pleine d'actualité quelques éléments nouveaux.

Notre étude, vu les conditions dans lesquelles nous avons réuni ces divers matériaux, semblera peut-être trop incomplète.

Que serait-elle donc si, livré à notre propre initiative, nous avions dû avancer sans guide, sans autres ressources que nos connaissances trop restreintes? Qu'il nous soit permis d'adresser nos plus respectueux remerciements à notre maître, *Monsieur GÉRARD MARCHANT*, qui, ne consultant que sa bonté si connue de tous ses élèves, a bien voulu nous aider de ses conseils, et nous donner l'appui de sa haute expérience.

Que nos amis MM. Bolognési et Chantier, externes du service de M. Nicaise, à l'hôpital Laënnec, qui se sont toujours montrés si bienveillants à notre égard, soient également assurés de notre reconnaissance la plus vive.

DU POISON BUCCAL

La bouche renferme beaucoup de micro-organismes. Dans une cavité buccale peu soignée disent Galippe (1) et W. Vignal (2), nous pourrions trouver plus d'habitants que dans l'Europe entière ; elle pourrait même à elle seule peupler le monde, si tout soin hygiénique lui faisait défaut.

Ces microbes viennent de l'air ambiant et des aliments.

Certains semblent innocents, d'autres sont assurément nuisibles; mais tous se développent et fructifient, profitant du milieu dans lequel ils ont été portés.

La bouche est éminemment favorable à leur développement. Elle présente de nombreuses retraites où ils peuvent élire domicile; c'est pourquoi, si aucun obstacle ne s'oppose à leur action, si les soins de la bouche sont négligés, ils peuvent pénétrer dans l'économie, et devenir la source d'accidents plus ou moins graves.

Quels sont donc ces micro-organismes?

(1) Galippe. — Hygiène de la bouche suivant les âges et suivant le sexe. — Société des Dames Françaises (2 février 1880).

(2) Galippe, W. Vignal. — Journal des Connaissances médicales, 89

Leber et Rottenstein avaient attribué au *leptothrix buccalis* un rôle pathogénique exclusif dans *la carie dentaire.*

Cette affection faisant plus particulièrement partie de la question que nous avons à traiter, nous parlerons des microbes de la carie d'une façon spéciale, ne pouvant résumer en entier le récent ouvrage de David (1), sur les microbes buccaux, ce qui nous entrainerait trop loin, vu le temps dont il nous est permis de disposer.

M. Charles Robin, qui avait décrit ce parasite, (leptothrix buccalis) avait compris sous ce nom, toutes les espèces de micro-organismes se développant dans la cavité buccale.

Quand, à un fort grossissement on examine des coupes de dents cariées, colorées convenablement, outre les micro-organismes qui tapissent la cavité de la dent, on en voit un grand nombre qui ont pénétré dans les canalicules de la dentine.

Généralement, ces canalicules sont très dilatés, ou plutôt, leurs parois sont détruites sur une certaine étendue et sont remplies de micro-organismes.

Ceux-ci pénètrent profondément, et sont moins nombreux au fur et à mesure, que l'on s'éloigne de la cavité initiale. Probablement, ils jouent seuls un rôle actif dans la destruction de la dentine.

Dans la cavité d'une dent on peut trouver les micro-organismes les plus variés, et les plus complètement étrangers à la bouche.

(1) Des microbes de la bouche.

Ils y sont apportés par des aliments, de nature animale et végétale, par des boissons fermentées ou non, le tout subissant des phénomènes de putréfaction d'autant plus actifs qu'ils se produisent dans un *milieu très propice à leur éclosion*.

On a pu trouver dans les dents cariées SIX espèces de micro-organismes.

1° La 1re des espèces a été *constamment* rencontrée.

C'est un petit bacille court et épais ne formant pas de chainettes. Il est presque aussi long que large et a en moyenne 1μ,5 de long.

Cultivé en piqûre dans la gélatine, il forme rapidement une trainée blanche; puis au bout de 3 ou 4 jours, il commence à la liquéfier, en la rendant d'un blanc opaque.

Sur les plaques de gélatine, il forme de petites colonies blanches légèrement en relief, qui après avoir atteint 2 ou 3 millimètres de diamètre, s'étendent en la liquiéfiant. — Il coagule le lait en formant de l'acide lactique.

2° Le second bacille est environ deux fois aussi long que large. Il a une longueur de 3 μ. — Il est légèrement étranglé à son milieu. Sa culture est semblable à celle du précédent; mais ses colonies s'étendent davantage sur la gélatine en plaque avant de la liquéfier. Il forme aussi de l'acide lactique et coagule le lait.

3° Nous trouvons à cette troisième espèce de bacille à peu près la même conformation que celle décrite à l'instant. Mais, ce bacille n'a pas d'étranglement en son milieu. Ses extrémités sont coupées carrément.

Il forme d'assez longues chaînettes, surtout dans les milieux liquides.

La gélatine, sans être liquéfiée, est seulement ramollie par lui.

Il se développe aussi bien dans le vide qu'à l'air.

Dans la gélatine, il détermine la formation de bulles de gaz; dans le bouillon, la quantité de gaz formée est à peine appréciable.

Il ne coagule pas le lait, rend à la longue, la caséine incoagulable par les acides, et transforme le lait en un liquide jaune brun.

4° Nous rencontrons encore un micro-organisme très mince, presque aussi long que large. Au premier abord, on le prendrait pour un *coccus*. Il forme une traînée blanche dans la gélatine qui ne tarde pas à jaunir, puis la liquéfie. — Il transforme la caséine du lait qui ne tarde pas à répandre une odeur fort désagréable, et brunit, comme du reste, tous les milieux dans lesquels on le cultive.

Il produit la dissolution de la fibrine.

5° On rencontre beaucoup plus rarement ce microbe : c'est un bacille arrondi à ses extrémités. Il a 4 μ, 5 de long.

Il forme d'abord une traînée blanche dans la gélatine, puis la liquéfie en la troublant.

Il transforme le lait, sans le coaguler, en un liquide brun qui, avec le temps, devient presque noir, et répand une odeur nauséeuse.

6° C'est le micro-organisme le plus rarement trouvé dans les recherches qui ont été faites.

C'est un *coccus* assez volumineux, on le trouve seulement dans les dents à carie assez avancée dont les canalicules doivent être très élargis. Il ne peut en être autrement, car il présente un volume de 5 μ.

Il forme des traînées blanches dans la gélatine, qu'il ne liquéfie pas, et lui donne un aspect blanchâtre.

Il coagule le lait en formant de l'acide lactique dont la production devient considérable, si on a soin de le neutraliser à mesure qu'il se forme.

Dans les parties profondes de la pulpe enflammée, outre les *six* micro-organismes que nous venons de décrire, on en trouve *trois* autres appartenant à des espèces différentes.

(*a*) Le *bacterium termo.* — Il existe dans presque toutes les matières protéiques en décomposition et joue un rôle prépondérant dans leur destruction.

(*b*) C'est celui qu'on a signalé dans la bouche, ayant une forme arrondie et crochue... *en C.*

Il agit également sur les matières protéiques de l'acide lactique.

Ces deux micro-organismes ont été rencontrés dans toutes les pulpes enflammées.

(c) Dans les pulpes plus gravement infectées, on a pu trouver le *staphylacoque pyogenes aureus.*

Tels sont donc les microbes trouvés dans la cavité d'une dent cariée. *Ils existent* également en grand nombre dans la *salive,* dans le *tartre dentaire,* et sont d'une *activité extrême.*

Que ces micro-organismes s'engagent dans les vaisseaux lymphatiques, ils peuvent alors parvenir jusqu'aux ganglions et se mélanger au pus des adénites cervicales.

Verneuil et Clado, (1) souvent ont constaté, dans des abcès nommés spirillaires, en communication avec la bouche, des bactéries de cette cavité.

Si on ne les trouve pas constamment, c'est que, les spirilles se transforment au bout de huit à dix jours en streptocoques pyogènes.

Nous avons de nombreux exemples de la migration de ces germes infectieux et de leur septicité..

Verneuil nous cite le cas d'une dame qui se piqua la paume de la main avec une lime à ongles ; cette lime venait de lui servir à extraire des débris d'aliments logés dans la cavité d'une dent cariée.

Dès le lendemain un phlegmon grave débutait. On trouva dans le liquide que fit écouler l'incision, des microbes de la cavité buccale.

Pasteur a décrit les microbes de la salive. Ce savant dit qu'ils peuvent passer de la bouche jusqu'aux poumons, et déterminer des pneumonies secondaires.

Cornil cite une observation sur la gangrène du larynx et du poumon rattachée à la présence des microbes buccaux.

Poncet, professeur au Val-de-Grâce, parle d'un abcès provenant d'une dent cariée, et ayant déterminé en 48 heures la mort du sujet qui était alcoolique. Le liquide du péricarde contenait ainsi que celui de l'œdème des avant-bras, *le poison buccal*, seule cause des accidents infectieux et mortels.

On peut s'expliquer la gravité de certaines *fractures*

(1) Verneuil et Clado. — Société de stomatologie (1890-92).

du maxillaire. Il y a plaie communiquante, et cette plaie baignée sans cesse par les nombreux micro-organismes de la *salive* infectée par tous les germes septiques de la bouche, occasionne des abcès qui souvent causent la mort.

Brissaud, professeur agrégé à la faculté de Paris, prouve encore la *virulence du poison de la cavité buccale* en nous parlant d'un de ses malades lequel négligeait tout à fait les soins que toute personne doit apporter spécialement à cette cavité.

Ce malade mourut d'une endocardite ulcéreuse par propagation de l'infection buccale à toute l'économie.

Il existe donc véritablement *un poison buccal.*

Mais, pour qu'il exerce son action, il lui faut pénétrer dans l'organisme.

Il ne pourra le faire, avons-nous dit, que s'il trouve d'abord une *porte d'entrée*, et ensuite un *terrain* propre à son action.

D'abord *étudions le* TERRAIN.

DU TERRAIN

SUR LEQUEL LE POISON BUCCAL EXERCE SON ACTION

La question qui concerne le *terrain* sur lequel le *poison buccal* exerce son action, est des plus importantes. Ne le voyons-nous pas en effet produire des effets variables d'intensité, de gravité, suivant qu'il agit sur un sujet à tempérament solide, ou sur un sujet malingre, chétif, dont *l'état général* laisse beaucoup à désirer.

Le poison est plus ou moins virulent, et ses ravages seront d'autant plus grands, que l'organisme lui opposera moins de résistance, que le terrain sera mieux préparé pour son évolution, plus propice à sa marche envahissante. Dans la plupart des observations que nous avons sous les yeux, il s'agit de sujets affaiblis par une diathèse quelconque, par le surmenage, en un mot de ceux qui présentent un *mauvais état général*.

La plupart du temps il est question de *diabétiques*, *d'alcooliques*, sur lesquels l'agent infectieux trouve toutes les conditions favorables au développement de son action. Dans une séance de la Société de chirurgie, P. Reynier (1) nous cite deux cas de phlegmons excessivement graves; dans l'un il s'agit d'un *diabétique*; dans l'autre d'un *alcoolique*.

Pietkiewicz (2) parle d'un phlegmon de la région sus-hyoïdienne ayant occasionné la mort. Le malade était un *rachitique* dont l'alimentation était insuffisante.

Chacun connait également les phlegmons graves qui compliquent les fièvres éruptives, la fièvre typhoïde, la rougeole, la variole, la scarlatine surtout. Les plegmons idiopathiques sont niés par beaucoup. Pourtant on a signalé ceux qui sont occasionnés par le *froid*.

Il est probable que dans tous ces cas, on a à traiter des sujets affaiblis; cela ne fait pas de doute pour les malades atteints de fièvres éruptives; mais, en ce qui concerne les phlegmons dits idiopathiques, *a frigore* etc., etc., nous avons tout lieu de croire que le *terrain* a joué le principal rôle.

Chez les *nouvelles accouchées* nous trouvons aussi de nombreux exemples de phlegmons septiques.

Enfin chez les FEMMES ENCEINTES la marche de l'inflammation, et la rapidité des accidents prouvent encore combien la *gravité du mal dépend du terrain sur lequel il se développe*.

A ce propos, nous citerons en entier, pour mieux démontrer l'importance de ce fait, l'observation que nous avons prise, d'un *phlegmon septique à marche rapide, à gravité extrême*, dont était atteinte une jeune *femme, enceinte de huit mois*.

(1) Société de chirurgie (27 Juillet 92).

(2) Pietkiewicz. — De la périostite alvéolo-dentaire (Thèse de Paris 1876).

OBSERVATION

De phlegmon cervical d'une septicité extrême chez une femme enceinte de 8 mois. — (Service de M. Chantemesse. Hospice des Ménages à Issy).

La malade appartient à une famille jouissant d'une excellente santé. Ses parents ont toujours été excessivement bien portants.

Elle a 28 ans, et n'avait jamais été souffrante, quand, au mois de *Mai* 1892, elle devient enceinte.

Son service était assez *fatigant;* elle était *veilleuse de nuit* et remplissait ces fonctions *depuis 4 ans.*

A partir du moment de la conception elle est sujette à de nombreux malaises.

Vers le mois de *Juin*, elle ressent des *douleurs dans les reins.* Elle est *faible* et éprouve une *fatigue générale ;* elle a de *l'embarras gastrique.*

On doit lui accorder un *congé* de quelques semaines, pendant lequel sa santé se refait un peu.

Cependant, elle *souffre* souvent *des dents,* ce qui ne lui était jamais arrivé avant qu'elle fut grosse. Ses *dents se carient.*

Vers le *milieu d'Octobre*, des *névralgies faciales* siégeant du côté droit ne lui laissent pas de repos.

Le *20 Novembre,* elle se plaint d'une *angine.* Elle a de la rougeur du voile du palais, du fond de la gorge, de l'amygdale.

Les névralgies faciales persistent. — Cette angine

cède au bout de quelques jours, après des gargarismes au chlorate de potasse et à l'alun.

Depuis cette époque, elle a des *malaises continuels*, des *maux de dents*.

22 Décembre. — Elle vient en consultation.

Elle présente au niveau de l'angle de la mâchoire du côté *droit*, une tuméfaction, très marquée. Il n'y a pas de rougeur ni de chaleur. La pression au niveau du point tuméfié est très sensible ; elle provoque une douleur intense.

La malade souffre dans la région de l'oreille, et se plaint de bourdonnements.

Elle souffre aussi de la gorge, et ne peut avaler.

A l'examen, on constate une légère rougeur.

Les dents étant mauvaises, cariées, *on fait le diagnostic de fluxion dentaire*.

Elle continue néanmoins son service de nuit.

23 Décembre 1892. — La *tuméfaction* qui, la veille, occupait seulement l'angle de la mâchoire, s'est *étendue* un peu plus *vers l'oreille* et du côté du *menton*.

Les douleurs sont plus marquées. Les téguments ne présentent pas de teinte rouge. On sent un empâtement, une infiltration profonde.

Elle ne veut pas cesser son service, mais le soir elle *prend froid*, *TOMBE EN SYNCOPE*, et il faut la remonter chez elle au milieu de la nuit.

24 Décembre 1892. — La tuméfaction a beaucoup gagné ; elle occupe *toute la joue*, empiète sur les régions parotidienne et sterno-mastoïdienne. Elle atteint également une partie de la région *sus-hyoï-*

dienne, le menton, et tend à se propager du côté opposé.

Les *téguments* ont une teinte légèrement *rougeâtre*, ils sont *durs* et *douloureux à la pression*.

La douleur est excessive. La malade pousse des cris. Il faut lui faire 1/2 piqûre de morphine (solution au 1/50.

Elle ouvre difficilement la bouche pour avaler ; le lait et le bouillon ne passent pas sans qu'il lui faille faire un douloureux effort.

On enveloppe les parties malades avec de la *vaseline boriquée*.

25 Décembre 1892. — Elle a assez bien dormi, grâce à la morphine ; mais la tuméfaction est énorme. Elle occupe maintenant tout le côté droit de la face et empiète beaucoup sur le côté gauche.

Du côté droit, elle se limite en haut sur le front, par un bourrelet servant de transition entre la fermeté du tissu sain et la dureté extrême du reste de la tuméfaction.

Les paupières, supérieure et inférieure, sont très infiltrées et ferment complètement l'œil.

La racine du nez est aplatie, épaisse ; le nez luimême légèrement tuméfié, semble dévié à gauche.

Les lèvres sont épaisses et relevées du côté droit.

Le menton est tuméfié et très tendu.

Toute la région *parotidienne*, la partie supérieure de la région *sterno-mastoïdienne*, les régions *sus-hyoïdiennes, médiane et latérale*, une partie même de la région *sous-hyoïdienne*, sont énormément tuméfiées.

L'oreille elle-même est prise, et principalement le lobule.

La *tuméfaction* ne s'est pas limitée au côté droit; elle a envahi également le *gauche* et *occupe de ce côté*, toute la *région sus-hyoïdienne, l'angle de la mâchoire*, et une *partie* de la *joue*. Les paupières ne sont pas atteintes.

Les parties tuméfiées présentent une rougeur intense, sombre, rappelant celle de l'érysipèle, mais ici, la peau est absolument *lisse, tendue*, tandis que, dans *l'érysipèle*, elle est plutôt *grenue*.

Dans l'érysipèle, il y a un *bourrelet* qui *limite* les *parties atteintes, sur toute leur phériphérie*.

Ici, on ne voit un bourrelet que du côté droit du front, et encore ce bourrelet ne limite-t-il pas nettement le mal; il sert plutôt de transition entre les parties saines et les parties malades, car il présente une *consistance molle, pâteuse, que l'on peut déprimer*.

La teinte rouge sombre siège particulièrement au niveau de la région sus-hyoïdienne, du menton, des régions parotidienne et carotidienne. Le côté gauche de la face est beaucoup moins rouge que le droit.

Palpation. — Toutes les parties tuméfiées, *ne sont pas molles, œdémateuses*, mais au contraire *dures* et résistantes, ne se laissant nullement déprimer sous le doigt. Ce caractère est moins net au niveau de la région temporale et frontale, et du côté gauche. — Les téguments sont un peu moins durs, mais le doigt ne peut y provoquer le godet caractéristique de l'œdème.

De même, les paupières sont relativement beaucoup moins dures que les autres parties tuméfiées.

La pression, même légère, fait disparaître instantanément la *rougeur fauve* qui siège sur ces parties. *On voit* alors les *téguments présenter* une couleur d'un *blanc mat*, très marqué.

Dès qu'on cesse la pression, aussitôt ce blanc mat disparaît pour faire place à la teinte rouge fauve.

Le doigt, introduit dans la bouche, constate la même dureté à la face interne des lèvres et des joues. Alors on peut se rendre compte de l'épaisseur des téguments.

Au niveau de la joue cette épaisseur atteint de *6 à 7 centimètres*.

Nulle part on ne perçoit de fluctuation.

Le doigt introduit en arrière de l'arcade dentaire et au-dessous de la langue, ne constate aucun œdème de cette région.

Les phénomènes fonctionnels sont très accentués.

La *douleur* est très intense, la malade n'a fait qu'un cri toute la journée. Elle a une sensation de plénitude, de tension extrême.

Cette douleur, *lancinante*, *continuelle*, est réveillée par la pression au niveau des points tuméfiés, particulièrement au niveau de l'arcade dentaire et du menton.

Il y a de la *chaleur*. *Impossibilité d'ouvrir complètement la bouche.*

Douleur de la *déglutition*,.... etc.

La respiration est un peu gênée.

Les urines sont normales. Il n'y a pas d'albumine.

La température est de *39° 1*. *Le système nerveux est intact*. La malade *est calme, répond parfaitement* aux questions qu'on lui pose.

27 Décembre 1892. — Matin. Nuit très mauvaise.

La malade a eu beaucoup d'agitation.

La température est de *38° 5*. L'état est absolument le même que la veille, *sans la moindre tendance à la résolution*.

L'inflammation tendrait plutôt à envahir le côté gauche tout entier. — De tous les côtés, on recherche la fluctuation sans la percevoir.

M. Gérard Marchant, appelé, est décidé à intervenir.

La malade est endormie au chloroforme. — Le lavage antiseptique de la région est fait. — *On incise.*

Une *incision médiane* et *longitudinale* est pratiquée au *niveau* de la *région sus-hyoïdienne*.

L'autre est faite au *niveau* de *l'angle* de la *mâchoire*, et parallèle au maxillaire inférieur.

De la 1re incision s'écoule du sang en assez grande quantité, et *un peu* de *pus blanchâtre* qui apparaît comme des stries au milieu du sang épanché.

Ce pus possède une *odeur* très *fétide*. De plus, il se dégage *quelques gaz* de l'incision.

Sur cette incision, on peut voir les petites artérioles tendues, et rendues rigides par l'infiltration des tissus; elles restent *béantes* et donnent du sang.

Les parois de l'incision sont d'un *blanc mat*.

L'incision pratiquée au niveau de l'angle de la mâchoire, donne un peu plus de pus et de gaz que l'incision médiane; mais ses caractères sont les mêmes.

D'une ouverture à l'autre, on fait passer *un drain* à travers les téguments. — Le *pansement* à *l'iodoforme* est fait, et la malade est réveillée.

On *soutient ses forces* par des *potions de Tood*.

Elle prend du *naphtol* à l'intérieur.

L'*antisepsie buccale* est faite avec la solution suivante :

Acide phénique............	5	grammes.
Essence de menthe........	2	—
Eau distillée...............	1.000	—

Toutes les deux heures on en emploie *deux litres*.

La malade, dans la soirée dit avoir retiré un grand soulagement de l'opération. Les douleurs ne sont plus comparables. Elle ne sent plus de battements, et n'a plus au même degré la sensation de tension.

A 5 heures du soir, on défait le pansement. — Il s'est évacué peu de pus. — On fait passer environ *un litre de sublimé* dans la plaie. Le pansement est refait.

La température du soir est de 37°.

Les lavages de la bouche avec la solution phéniquée, sont continués toutes les 2 ou 3 heures.

28 Décembre 1892. — Température du matin : 37°.

Les *douleurs* ont *presque* totalement *disparu*. — La *tuméfaction* a notablement *diminué*.

L'œdème des paupières en particulier s'est beaucoup affaissé, au point de permettre de temps à autre l'ouverture de l'œil.

Il n'y a pas de tuméfaction au front. Elle est diminuée à la région temporale, à l'oreille droite.

De même, pour le côté gauche.

Les téguments encore infiltrés, paraissent un peu moins durs.

Les plaies ont donné une certaine quantité de pus. On refait un lavage avec *1 litre de sublimé.*

Les urines ayant présenté une coloration noirâtre, on remplace l'acide phénique par l'acide borique pour les lavages buccaux. La solution est à saturation, et additionnée d'essence de menthe.

La malade se trouve bien mieux; elle avale beaucoup plus facilement.

Le soir on refait un lavage avec un litre de sublimé.

L'amélioration est encore plus marquée que le matin.

La tuméfaction a presque complètement disparu du menton et de la lèvre inférieure.

Elle persiste encore à la lèvre supérieure, à la joue et à la région sus-hyoïdienne médiane et latérale. — La joue du côté gauche a presque complètement repris son aspect normal.

Par le lavage on fait sortir un peu de liquide grisâtre, toujours fétide, et de nombreux lambeaux de tissu cellulaire mortifiés.

La température du soir est de 37°.

29 Décembre 1892. — La température du matin est de 37°.

La douleur a empêché la malade de dormir. Cependant l'état local est encore meilleur que la veille. Le gonflement a encore diminué à la face.

La malade peut ouvrir l'œil droit, et déglutit plus facilement.

La région sus-hyoïdienne des deux côtés, et la région massétérine droite, restent seules prises.

La région massétérine est plus molle, plus dépressible.

La région sus-hyoïdienne a encore toute sa dureté.

Il s'est encore écoulé une assez grande quantité de pus fétide, il y avait aussi des gaz. Le pus est verdâtre.

On fait un lavage avec *1 litre de sublimé.*

Nouveau lavage le soir.

Du pus s'est collecté dans la profondeur, car en pressant les téguments, on en fait sourdre une assez grande quantité.

La température du soir est de 37° 5.

30 Décembre 1892. — Température du matin, 37° 2.

La nuit a été bonne.

Le pus a traversé le pansement et répand dans la salle une odeur infecte.

Par le lavage on en fait sortir une assez grande quantité ainsi que des débris de tissu cellulaire.

La tuméfaction a beaucoup diminué. Il n'y en a plus aux paupières; les régions sus-hyoïdienne et massétérine sont encore prises, mais beaucoup plus molles.

31 Décembre 1892. — Température 37°.

La nuit a été excellente. Le pus a traversé le pansement.

Comme la veille, le lavage entraîne encore du pus et des débris mortifiés.

1er Janvier 1893. — Température, 37°.

Le pansement est toujours souillé; le pus sort en abondance, surtout si on presse sur la joue du côté droit, et sur la région sus-hyoïdienne latérale, entre les deux incisions.

La région parotidienne gauche, l'angle de la mâchoire du même côté, et les régions sus-hyoïdiennes médiane et latérale gauches sont encore tuméfiées et dures.

2 Janvier 1893. — Température, 37°. Le pus est moins abondant.

On fait un lavage.

Dans les jours qui suivent, la guérison avance rapidement, et la malade que nous avons perdu de vue, doit être aujourd'hui en pleine santé, toute préparée à supporter son accouchement.

Examen bactériologique (1)

On a examiné le pus directement sur bouillon.

On trouve une quantité considérable de microbes, particulièrement *des streptocoques* en très courtes chaînettes formées de 3, 4, 5 *cocci* au plus.

A côté de ces *streptocoques*, il est facile de distinguer :

des bâtonnets de putréfaction ;

des sarcines ;

quelques spirilles.

(1) Cet examen a été fait par M. Marie René, interne de M. Chantemesse.

On fait des cultures dans du *bouillon* et sur *agar-agar.*

Dans le bouillon, on retrouve les *streptocoques* et les *sarcines.*

Sur *agar-agar*, on voit *surtout* les *sarcines* et les *bâtonnets* de *putréfaction.*

Dans cette observation tout à fait typique, nous voyons que le *poison buccal*, d'une *virulence extrême*, à trouvé un *terrain favorable* à son action.

Cette infirmière, *veilleuse de nuit*, se *surmenait* depuis quatre ans. Son travail était des plus fatigants; mais elle le supportait assez facilement; quand, il y a 8 mois, elle *devient enceinte.* A partir de ce moment ses forces déclinent; elle fait encore son service, mais avec plus de peine; il lui faut même demander un congé d'un mois.

Ses dents, qui, *jusqu'alors*, avaient été très *saines*, présentent de *nombreuses traces de carie.* Elle en souffre continuellement.

Le 22 décembre 1892, commence la série de tous les phénomènes qui vont se dérouler en quelques jours. On croit à une simple fluxion, et la malade peut encore travailler.

Mais, *dès le lendemain* soir, elle *tombe en syncope*, et est contrainte de se mettre au lit.

A partir de ce moment, le mal fait des progrès rapides. Le *phlegmon*, ayant débuté du côté *droit*, ne *met* que *quelques jours* à envahir la *ligne médiane* et le côté *gauche*, en *diffusant* en *haut* et en *bas.* L'infection est profonde, et *cinq jours après le début* des accidents, le 27 décembre 1892, jour de l'opération, M. *Gérard Marchant* trouve *l'état général si mauvais*, la malade si affaiblie, les simptômes si alarmants, qu'il avertit, en se retirant, Monsieur Marie René, interne du service de Monsieur Chantemesse, qu'il lui faudra peut-être pratiquer l'OPÉRATION CÉSARIENNE.

Le fait ne montre t-il pas d'une façon évidente que la question du *terrain* sur lequelle poison buccal exerce son action est des plus importantes *pour le pronostic?*

Tout dépend donc d'une part de la *virulence* de *l'agent infectieux*, d'autre part de *l'état général* du sujet atteint.

Tel phlegmon qui, chez un sujet à fort tempérament, sera bénin, et ne provoquera aucun phénomène grave, occasionnera chez un sujet affaibli pour une cause ou pour une autre des accidents souvent mortels.

Il nous faut maintenant nous occuper des *portes d'entrée* ouvertes au *poison buccal.*

PORTES D'ENTRÉE DU POISON

Les portes d'entrée ouvertes au poison buccal sont nombreuses. Nous ne citerons que la muqueuse de la bouche, avec les dents, le pharynx, et le larynx ; car si nous voulions étudier tous les points pouvant, comme l'oreille, le cuir chevelu de la région occipitale, l'œsophage, etc. etc. servir de portes d'entrée à l'agent infectieux, nous serions entraîné trop loin de notre sujet; nous nous éloignerions des justes limites dans lesquelles nous sommes obligé de le renfermer.

La bouche est donc la plus exposée aux germes septiques. Nous l'avons dit, c'est elle qui contient un poison spécial.

Comment lui livrera-t-elle passage?

D'abord par *les érosions de la muqueuse;* ensuite par les *dents.*

Les érosions de la *muqueuse buccale* sont très fréquentes; souvent les gencives sont ulcérées; tuméfiées, elles imbriquent les molaires qui les mâchent.

La dent de sagesse est souvent incriminée. Dans certains cas, la muqueuse gingivale forme une sorte de capuchon au-dessus de la dent. Pour ce qui concerne la dent de sagesse, il arrive parfois qu'elle ne peut trouver une issue suffisante, car elle manque de place entre l'apophyse coronoïde et la deuxième grosse molaire inférieure. Elle ne peut donc évoluer aussi aisément qu'elle le ferait, si l'espace n'était pas aussi restreint.

La *muqueuse* est soulevée par elle, *érodée*, présentant ainsi une *porte d'entrée* aux micro-organismes.

Les *éraillures* de la muqueuse buccale ont encore fréquemment pour *cause l'absorption* de *liquides* trop *chauds*, ou de *solides* trop *résistants*, qui par leur contact produisent des ulcérations.

Les *crêtes tranchantes de certaines dents cariées* ou brisées sont autant de causes d'érosions. . . . . .

Les dents interviennent de différentes façons. Ce sont les portes le plus souvent ouvertes à l'infection.

1° *Leur carie* amène une inflammation, et fréquemment une gangrène de la pulpe dentaire. — L'infection poursuivant son cours, gagne l'apex de la dent malade, passe au fond de l'alvéole, et y détermine la formation de fongosités avec résorption plus ou moins accentuée de la racine malade et de la paroi correspondante de l'alvéole. Les produits de la suppuration s'éliminent d'abord par le canal radiculaire dans la bouche ; mais si ce canal s'obture pour une cause quelconque, si par exemple un reste d'aliments s'est engagé dons l'orifice de la dent cariée ou bien si cette dent vient à être plombée sans que sa cavité ait été débarrassée tout à fait de tous les produits septiques qu'elle renfermait, alors l'inflammation fait de rapides progrès, *le poison* peut avancer sans obstacle, vers la profondeur des tissus.

Jusqu'à ce moment le pus avait été tout à fait éliminé. Mais maintenant il est retenu. Il lui faut alors se frayer un passage, et il se le tracera dans la région qui opposera le moins de résistance à sa marche.

Magitot (1) explique par quel mécanisme le phlegmon prend, tantôt la direction de la gencive, de manière à constituer un abcès buccal, tantôt la direction des téguments extérieurs, et pour quelle raison il en est ainsi.

La gouttière inférieure, dit-il, a 20 millimètres, la supérieure en a 25.

Sur les côtés, cette gouttière augmente à la région des canines, pour diminuer en arrière. D'après Magitot, si la périostite, origine première, dit-il, des accidents de voisinage en question, siège sur les côtés d'une racine dentaire et près du collet, les complications phlegmasiques auxquelles elle donnera lieu seront simplement gingivales et les abcès s'ouvriront dans le vestibule à hauteur variable.

Si la périostite occupe le sommet d'une racine, l'issue des accidents ultérieurs pourra être infiniment plus sérieuse et dépendra absolument du rapport du niveau entre le point affecté et le fond même de la gouttière. Si le sommet de la racine correspond à la cavité du vestibule, l'abcès s'y ouvrira encore.

Mais, dans beaucoup de circonstances, le sommet répond à un niveau plus profond, et les phénomènes inflammatoires, dont il est le point de départ, cherchant leur issue la plus directe se portent vers le tégument extérieur, à travers le tissu cellulaire lâche de la région.

1. Magitot. — Pathogénie des abcès des mâchoires d'origine dentaire Gazette des Hôpitaux, 3 juin 1869).

Cela explique parfaitement comment ces phlegmons dépendent surtout des altérations des molaires, dont es racines longues dépassent toujours un peu le fond du vestibule. Il n'en est pas de même des canines et des incisives.

La *dent de sagesse* est encore plus fréquemment en cause que les autres dents. — La muqueuse de la joue se replie sur le maxillaire inférieur. Elle se relève presque toujours au niveau du collet de la dent de sagesse pour se continuer avec la muqueuse qui tapisse l'apophyse coronoïde. Il en résulte que la totalité de la partie radiculaire de cette dent se trouve incluse au-dessous du fond du sillon. De la sorte se produisent les phlegmons de la région cervicale dus si souvent à la dent de sagesse.

Il se peut encore que des dents, à *collet intact* présentent néanmoins une *porte d'entrée invisible* si on n'a pas recours au microscope. Leurs racines sont le point de départ de la suppuration. On les trouve épaisses, dépourvues de revêtement alvéolaire.

Combien nombreux sont les exemples que nous trouvons de cette altération radiculaire. Moty (1) nous en cite trois observations.

On sait d'ailleurs depuis longtemps que, une dent peut-être malade, sans qu'il y ait de lésion apparente, et devenir par là-même, sans qu'on s'en doute, le point de départ de phlegmons plus ou moins graves Chassaignac (2) découvrait sur le cadavre les lésions

(1) Société de chirurgie (13 juillet 92).

(2) Chassaignac. — Bulletin général de thérapeutique 1851.

produites par l'affection dentaire qui est souvent l'origine du phlegmon. Il décrit ces lésions, et ajoute que cette affection échappe souvent, d'une façon presque inévitable à l'attention de l'observateur pendant la vie du malade, à cause de l'intégrité parfaite de la couronne. Dans beaucoup de circonstances où on ne peut trouver le point de départ de certains engorgements ganglionnaires de la région sous-maxillaire, à origine inconnue, on peut, dit Chassaignac, être persuadé, que la cause doit en être recherchée du côté de la racine des dents.

A l'aide d'une petite lampe électrique on peut, s'il s'agit des incisives, en constatant la perte de transparence, reconnaître, quelle est la dent malade.

Pourquoi cette opacité ? C'est que le sang contenu dans *la pulpe se décompose*. Alors, la matière colorante pénétrant dans la dentine, donne à la dent cette coloration grisâtre, qui s'accentue avec le temps.

C'est aussi à cette *décomposition* qu'il faut attribuer avec la *perte de transparence* de la couronne, *la différence* de *sonorité* à la *percussion*, signe indiquant également quelle est la dent atteinte.

De même que les incisives, les molaires, et en particulier la dent de sagesse peuvent présenter une couronne saine, et être néanmoins atteintes par leurs parties radiculaires.

Voici comment Galippe et Vignal expliquent cette infection :

Il faut savoir, disent-ils, que les affections dentaires peuvent être localisées à quelques canalicules de la dentine. La dent peut paraître absolument saine jusqu'au moment où le microscope révèle des altérations limitées à quelques canalicules.

Survienne une cause quelconque, une chute, par exemple, cela contribue à la mortification de la pulpe dentaire, conséquence de l'ébranlement. Les connexions vasculaires et nerveuses de ce cerveau dentaire sont rompues.

Survienne une infection d'ordre chimique ou microbien (et cette infection est singulièrement facilitée par la disparition de l'émail, et la mise à nu des canalicules de la dentine, au niveau de la portion libre agissante de la dent) alors, ces deux causes, mortification de la pulpe et infection, amènent une altération radiculaire; en effet, si on introduit après la trépanation, un petit stylet coiffé d'ouate dans la cavité de la dent, on en retire des débris mortifiés de la pulpe, et du pus.

Nous venons d'indiquer comme portes d'entrée, *la muqueuse buccale* et ses ulcérations, *les dents* créant souvent sur cette muqueuse une érosion qui livrera passage aux microbes pathogènes, ou bien leur permettant de pénétrer par les points cariés, par les canalicules de la dentine que la disparition de l'émail a mis à nu.

Nous citerons également, comme région offrant une voie accessible au produit septique, le *pharynx*. Les cryptes des *amygdales* peuvent cacher les nombreux microbes de la bouche déposés dans cette région soit par la salive, dans la déglutition, soit par le courant d'air respiratoire.

Qu'une angine se déclare, que l'amygdale s'enflamme, dès lors de nombreux points de la muqueuse enflammée, pourront servir de *portes d'entrée* à tous les micro-organismes qui, dans leur retraite, n'attendaient qu'une occasion propice pour envahir les tissus.

Si nous relisons toutes les observations que nous avons sous les yeux, il nous est facile de constater que, dans de nombreux cas, une angine infectieuse a été l'origine de *phlegmons* excessivement graves.

Nous ne ferons que citer le *larynx*, dont les inflammations peuvent également ouvrir de larges *portes d'entrée* à l'agent septique. — Les microbes y sont déposés par l'air inspiré, ou par la salive dans les faux mouvements de déglutition.

Telles sont les *principales portes d'entrée du poison buccal*. Dernièrement (1) il été facile de voir combien les avis étaient partagés.

Nous exposerons rapidement les diverses opinions émises à cette époque sur l'origine et le mécanisme de la production des phlegmons du cou.

Magitot ne leur admet qu'une originaire dentaire; la cause en est pour lui l'affection qu'il nomme périostite alvéolo-dentaire en 1869, et arthride alvéolaire en 1892.

Verneuil reconnait comme sources des accidents: 1° le *pharynx* avec les formes graves d'angine gangréneuse. 2° *L'amygdale*. 3° *Le système dentaire*. 4° *Le système osseux*.

(1) Bulletin de la Société de chirurgie, juin et juillet 1892

Beaucoup de chirurgiens invoquent la présence d'une lésion de la muqueuse buccale du plancher de la bouche, d'érosions, d'ulcérations avec envahissement infectieux consécutif.

Auffret incrimine surtout les ganglions profonds supérieurs, qui reçoivent leurs lymphatiques de la bouche, de l'oreille, de la région occipitale, de l'amygdale, du pharynx, du larynx, de l'œsophage; toutes ces régions pourront être le point de départ du phlegmon.

La *dent de sagesse est* pour certains la voie la plus fréquemment ouverte à l'agent infectieux.

Ou bien elle est cariée,

Ou bien elle manque de place, et dans son évolution la muqueuse est ulcérée. — Il peut se faire encore que cette muqueuse, coiffant en partie la dent de sagesse, soit mâchée par elle, et ouvre ainsi une porte à l'infection.

Tel est brièvement fait l'exposé des différentes portes d'entrée par lesquelles peut pénétrer le poison buccal.

Nous tenons, quelles que soient les opinions émises, à ne pas nous éloigner par trop de notre sujet.

L'œsophage, l'oreille, la trachée, etc., etc., nous écartent un peu trop de la question que nous avons à traiter.

C'est pourquoi nous dirons que, *la bouche* est la région qui *offre les conditions les plus favorables à l'introduction* du *poison* dans l'organisme. Sa *muqueuse* est souvent *ulcérée*, et de plus *les dents* servent de *portes d'entrée* de différentes façons.

Le pharynx, vu sa proximité avec la cavité buccale, tient le second rang. Le larynx vient ensuite.

Nous venons de voir par quelle voie le poison envahit les tissus. Il nous faut maintenant le suivre dans sa marche.

ABOUTISSANT DU POISON BUCCAL

CLASSIFICATION DES PHLEGMONS DU COU
PHLEGMON BILATÉRAL

Nous connaissons maintenant, quel est le *poison buccal*, quel est le *terrain favorable* à son développement, quelles sont les *portes d'entrée* par lesquelles il peut pénétrer dans l'économie.

Nous allons maintenant voir *à quels points il peut aboutir par la voie lymphatique, quels ganglions pourront être infectés*, quelles variétés de phlegmons seront ainsi constituées.

C'est le réseau lymphatique qui transportera l'agent infectieux; mais, ainsi que nous l'avons déjà dit, cet agent ira plus ou moins loin, suivant qu'il sera plus ou moins virulent, suivant que le terrain sera oui ou non favorable à son action.

Suivant qu'il se trouvera dans des conditions plus ou moins favorables, sa marche, et les accidents par lui provoqués, se trouveront plus ou moins modifiés.

Etudions donc les différents ganglions du cou, et établissons une classification des phlegmons de cette région, puisqu'il est reconnu que le phlegmon commun de la région cervicale se développe dans le tissu cellulaire qui entoure les ganglions lymphatiques, et que ceux-ci tout en participant dans une certaine mesure à l'inflammation, en sont le point de départ.

1° Entre le bord inférieur du maxillaire inférieur et l'os hyoïde, sur le muscle mylo-hyoïdien, au-dessous de l'aponévrose unique de la région, nous connaissons *deux ganglions lympathiques* (1): ce sont les *aboutissants* des *vaisseaux lymphatiques de la lèvre inférieure* et *du menton*.

Aussi, que la lèvre inférieure présente une porte d'entrée, que le menton soit le point de départ du poison buccal, un phlegmon *sous-mantal* peut être constitué. D'ordinaire, il sera assez limité, s'ouvrira seul, et sera incisé sans difficulté.

2° De nombreux ganglions entourent la glande sous-maxillaire. La loge de cette glande n'est formée que par la peau, le tissu cellulaire sous-cutané, le peaucier, et l'aponévrose cervicale superficielle.

Profondément le muscle mylo-hyoïdien, la sépare de la bouche en avant. Mais, au-delà de son bord postérieur, cette loge n'est plus fermée en haut, et est en rapport immédiat avec le plancher de la bouche et la base de la langue.

Les *ganglions sous-maxillaires sont les aboutissants* des lymphatiques de la langue, de la muqueuse buccale des gencives inférieures, des dents de la mâchoire inférieure. Ce sont eux qui provoquent le plus souvent les phlegmons cervicaux; sur leurs vais-

(1) Peyrot. — Quatre agrégés. Tome 3.

seaux lymphatiques, en effet, sont les plus nombreuses portes d'entrée. Que le poison buccal arrive donc en leur présence, et un phlegmon *sous-maxillaire* ou sus-hyoïdien latéral sera constitué. Ce phlegmon est caractérisé au début par un gonflement dur, quelquefois ligneux, en général mal limité.

La peau, d'abord de couleur normale, ne tarde pas à devenir rouge et luisante. Cette tuméfaction qui fait disparaître le sillon cervico-maxillaire, ne dépasse guère le niveau de l'os hyoïde, et s'étend en arrière jusqu'au muscle sterno-mastoïdien, en avant jusqu'à une faible distance de la symphyse mentonnière.

En général, cette tumeur se ramollit au bout de 12 ou 13 jours. Un foyer ne tarde pas à se former, qui traduit sa présence par de l'œdème, une douleur vive à la pression en un point fixe, puis de la fluctuation toujours assez profonde mais facile à percevoir avec un peu d'attention.

Les douleurs sont lancinantes, la salivation est abondante, la langue épaisse, la mastication et la déglutition très gênées, par la constriction des mâchoires.

Tel est le tableau que Charles Walther, chirurgien des hôpitaux, nous trace (1) des phlegmons sus-hyoïdiens latéraux.

3° Mais, trouvons-nous un ganglion *sous-lingual?*

Malgré nos recherches à l'École pratique, il nous a été impossible de nous en assurer. Il est pourtant plus que *probable* que *ce ganglion existe,* et qu'il est

(1) Duplay et Réclus. — Traité de chirurgie. Tome V.

l'aboutissant de l'agent infectieux, qui produira le *phlegmon sous-lingual*, ou angine de Ludwig, dont il a été tant parlé au mois de juillet 1892, à la Société de chirurgie. Il peut néanmoins se faire que les ganglions sous-maxillaires soient dans ce cas le point de départ de l'inflammation ; mais pour que l'angine de Ludwig soit constituée, il faut que ce phlegmon se fasse jour en arrière du bord postérieur du mylo-hyoïdien.

Ce phlegmon sous-lingual a pour caractères :

(a) Dureté ligneuse et gonflement de toute la région sus-hyoïdienne.

(b) Propulsion du plancher de la bouche vers la voûte palatine, œdème sous-lingual.

(c) Accidents dyspnéïques graves, dus à cette propulsion en haut et en arrière.

(d) Etat général d'un sujet qui est très infecté.

Probablement, nous ne sommes ici qu'en présence de phlegmons diffus, et de lymphangites gangréneuses, aboutissant rapidement au sphacèle, soit par le fait de leur septicité particulière, soit par suite des terrains sur lesquels ils se développent.

Dans toutes les observations que nous avons sous les yeux, nous voyons le pus collecté au dessus du muscle mylo-hyoïdien, au-dessus de l'aponévrose. On trouve de vastes poches sublinguales, ce qui explique le refoulement de la langue et les menaces de suffocation.

4° Au niveau de la membrane cryco-thyroïdienne, sur les côtés du larynx, sont situés deux petits ganglions, recevant leurs lymphatiques de la partie inférieure du larynx. Si le poison est assez virulent pour les atteindre, si l'état général du sujet est mauvais, la gravité des symptômes s'accentuera. Ces ganglions atteints par l'agent infectieux seront l'origine du phlegmon *juxta-laryngien.*

5° *Sous le muscle sterno-cléïdo-mastoïdien*, en avant des vaisseaux, tout le long du cou, se trouvent de nombreux ganglions lymphatiques. Il y en a aussi sur les parties latérales de la trachée, de l'œsophage, du pharynx.

Suivant la hauteur où ils sont situés, ils reçoivent les vaisseaux lymphatiques afférents du cuir chevelu, de l'oreille, de la langue, du pharynx, du larynx, de la trachée, de l'œsophage. Tels sont les points par où pénètrera le poison buccal. S'il a le temps d'y arriver, si le sujet n'est pas réfractaire au développement des produits septiques, ces ganglions seront l'origine des *phlegmons de la région sterno-mastoïdienne.*

Il y aura du torticolis ; la déglutition et la respiration seront gênées.

Le pus, collecté sous le muscle, tend naturellement à se faire jour au niveau de son bord antérieur ou postérieur.

Mais, la résistance du plan musculo-aponévrotique, qui le recouvre, le force souvent à fuser vers la partie inférieure. Ces phlegmons, abandonnés à eux-mêmes, occupent souvent toute la hauteur de cou, et se font souvent jour en bas, derrière le bord postérieur du muscle sterno-mastoïdien, dans la région sus-claviculaire.

Quelquefois, ils cheminent dans le tissu cellulaire qui enveloppe le plexus brachial et s'ouvrent dans l'aisselle, quelquefois dans l'œsophage, le pharynx, la trachée.

— 6° Nous avons encore à parler du phlegmon *juxta pharyngien*. De même que tous les phlegmons dont nous avons rapidement tracé les caractères, ces phlegmons ont comme point de départ, l'infection des ganglions de la région. Jamais ils n'occupent la ligne médiane à l'origine ; ils sont alors latéraux, mais peu à peu ils arrivent jusqu'au milieu de la face postérieure du pharynx.

De là ils peuvent, tout en restant circonscrits, s'étendre plus ou moins loin, à l'angle de la mâchoire, sur les côtés du larynx, sous le sterno-mastoïdien, en avant de la fourchette sternale, etc.,etc.

Dans la première période, ditеangineuse, le pharnyx est rouge, il y a de la difficulté de la déglutition, surtout, chez les enfants. Quelquefois le cou est gonflé.

Dans la seconde, on voit une tumeur pharyngienne placée comme nous l'avons indiqué.

La fluctuation est perçue à l'aide de deux doigts placés dans la gorge.

Quelquefois le larynx est repoussé en avant ; alors le phlegmon est dit *retro* ou bien *latéro-pharyginen*.

Les phénomènes fonctionnels s'accentuent ; la déglutition devient plus difficile ; la bouche est entrouverte, et laisse couler la salive. La respiration est bruyante, fréquente, gênée par la saillie de la tumeur et l'œdème des replis aryténo-épiglottiques et de l'épliglotte. Le cou est raide, immobile, la voix rauque.

Comme phénomènes généraux, nous voyons des frissons répétés, élevation de la température, nausées, vomissements, quelquefois de trismus, du hoquet, des convulsions.

Dans toutes ces sortes de phlegmons que nous venons de classer autant qu'il nous est possible de le faire, nous voyons qu'il est facile de retrouver un certain nombre de caractères communs.

Comme origine de l'infection nous trouvons le poison buccal que nous avons décrit précédemment.

Aucun d'eux, malgré la présence du produit infectieux, ne se produira, si une des voies que nous avons indiquées n'est ouverte à l'infection.

Encore, quand bien même ces portes seraient ouvertes, l'agent infectueux pénètrera plus ou moins loin, causera plus ou moins de dommages.

Tout cela dépendra de sa septicité plus ou moins grande, des conditions de développement qui lui seront offertes, en un mot du terrain qui servira à son évolution.

Mais l'infection des ganglions, sous-maxillaires, sous-mentaux, etc.,... etc.,... fait souvent des progrès; souvent l'inflammation ne se localise pas aux régions primitivement infectées ; elle avance plus ou moins vite, suivant les conditions que nous avons passées en revue. Un phlegmon ayant débuté dans le tissu cellulaire qui enveloppe un ganglion soit médian, soit latéral, peut très bien envahir la région cervicale entière.

Si ce poison est très septique, sa marche et les accidents seront à la fois précoces et constants. La route suivie sera variable.

Nous connaissons des *adéno-phlegmons*, qui, prenant *naissance* dans les *ganglions sus-hyoïdiens médians*, (se propagent de chaque côté de la ligne) médiane, et envahissent ainsi les deux côtés de la région cervicale. Le tissu cellulaire s'infiltre, l'inflammation se propage de proche en proche.

Il existe également une autre variété de phlegmon du cou, dite *phlegmon en fer à cheval*, qui a son point de départ sur la région latérale, et qui, par le même mécanisme que le précédent, gagne de proche en proche la ligne médiane, la dépasse, et se propage jusqu'à la région latérale opposée au point de départ.

Parmi les phlegmons hyoïdiens qui diffusent d'un côté à l'autre, nous pouvons citer le phlegmon cervical profond de Chassaignac, mieux connu sous le nom de : *phlegmon large* de *Dupuytren*, et qui demande une quinzaine de jours avant d'arriver au ramollissement et à la suppuration. Il n'est qu'une terminaison de l'adéno-phlegmon sterno-mastoïdien. Primitivement latéral, il peut dépasser la ligne médiane et gagner le côté opposé du cou. C'est ce phlegmon qui peut, lorsque l'aponévrose cervicale moyenne cède à la tension trop forte que lui fait subir le pus (1) comprimer à un tel point l'arbre aérien qu'on doit recourir à la trachéotomie, tellement la dyspnée est accentuée. Il fuse donc non seulement vers le médiastin antérieur, mais s'étend également en largeur.

Puisque nous venons de faire la classification des phlegmons du cou, nous tenons à nous arrêter sur une sorte de phlegmon cervical qui par sa rareté mé-

(1) Tillaux. — Traité d'anatomie chirurgicale.

rite une mention toute particulière, puisque, malgré nos recherches, il nous a été impossible de découvrir une autre observation que celle que nous allons publier. Il s'agit *d'un phlegmon* BILATÉRAL.

OBSERVATION

De Phlegmon BILATÉRAL *du cou.* — (Hôpital Laënnec, service du docteur NICAISE, suppléé par M. Gérard MARCHANT, chirurgien des hôpitaux) (1).

Le nommé X., âgé de 27 ans, maçon, est entré le 27 décembre 1892, salle Malgaigne, lit n° 22.

Antécédents héréditaires. — Grand père mort à 107 ans, grand'mère, morte d'accident.

Père, mère, frères, sœurs, toujours bien portants.

Antécédents personnels. — Pas de maladies dans l'enfance; à 12 ans, fièvre typhoïde, durée 2 mois 1/2 : guérison. — Aucune affection jusqu'à il y a 3 mois.

Le malade est à Paris depuis le mois d'avril. Il s'est un peu surmené.

Donc, il y a 3 mois, il a été pris d'un mal de gorge avec céphalalgie violente, anorexie, troubles de la voix (aphonie complète) ; il n'a pas vu de médecin.

Sa toux était sèche. Il avait de la gêne de la déglutition.

Ce malaise dure 4 jours avec fièvre, expactoration, pendant deux ou trois autres jours. — Guérison. — (Angine et laryngite aiguës infectieuses probables).

Etat actuel. — Quelques jours avant son entrée à l'hôpital, le malade s'est aperçu qu'il avait de petites grosseurs, au niveau des ganglions sous-maxillaires gauches (adénite sous-maxillaire gauche).

Deux jours avant son entrée il a beaucoup souffert. Il avait de la fièvre, et ne pouvait pas ouvrir la bouche. La contracture des mâchoires était même très accentuée Il souffrait dans les oreilles, et entendait plus difficilement qu'à l'état normal.

A son entrée à l'hôpital, le 27 octobre, on constatait du côté gauche au niveau de la région sus-hyoïdienne latérale, un empâtement œdémateux, très douloureux

(1) Cette observation est due à l'obligeance de M. Bolognési, externe du service.

à la pression. Ainsi qu'on l'a déjà dit, il y avait du trismus.

A cette époque on pouvait observer également, de l'adénite à droite, dans la région similaire, avec œdème.

Le malade avait de l'anorexie complète, avec céphalalgie, perte de sommeil. Il était dans un état de prostration avec amaigrissement et pâleur, indices d'un état infectieux.

Il urinait très peu, et avait un peu d'albumine dans les urines.

La température était de 39°2 le soir, et 38°8 le matin.

Le 29 octobre, le malade examiné sur la table d'opération, présente à la région sous-maxillaire gauche un empâtement diffus avec œdème de la face du côté correspondant.

Traitement. — On constate une fluctuation profonde ; la région est rosée et très douloureuse à la pression. On fait *deux petites incisions* au niveau de l'empâtement, et il sort un peu de pus phlegmonneux.

Par les deux incisions, on introduit un drain faisant séton.

Dès lors le côté gauche est amélioré et marche rapidement vers la guérison.

Mais pendant ce temps, si la température baisse, le malade n'en est pas moins toujours abattu, anoréxique, amaigri.

Il souffre maintenant du côté droit devenu à son tour empâté et douloureux. — On y perçoit difficilement de la fluctuation profonde. — Le trismus persiste.

La température est descendue à 37°4 le soir et 36°8 le matin.

On fait le même traitement du côté droit que du côté gauche, et le malade s'améliore de plus en plus.

Dès le lendemain son état général est beaucoup meilleur.

Pendant tout son séjour à l'hôpital le malade fait de l'antiseptie buccale avec la solution suivante :

Acide phénique..........	5 grammes.
Thymol	15 centig.
Eau distillée...........	1.000 grammes.

Chaque matin on fait des irrigations avec du sublimé.

3 jours après les incisions, les drains sont enlevés, et le mieux s'accentue de plus en plus.

Le 12 novembre le malade ouvre cependant encore difficilement la bouche et les angles du maxillaire inférieur sont encore douloureux.

Néanmoins depuis 5 ou 6 jours notre malade a de l'appétit.

L'examen des organes viscéraux ne dénote rien d'anormal.

La constitution est solide.

La cavité buccale nous montre des dents saines en apparence.

Les dents de sagesse qui ont paru il y a 4 ans, ne présentent aucune trace de carie, du moins à l'examen direct. — Pourtant, celles de la mâchoire inférieure sont douloureuses à la pression et à la percussion.

Le 20 novembre on constate des traces de périostite surtout du côté droit. Le gonflement est peu accentué, mais à l'angle du maxillaire inférieur la pression et la percussion éveillent une douleur assez vive. Le malade se sent néanmoins plein de santé.

Lorsque *M. GÉRARD MARCHANT* a incisé l'œdéno-phlegmon droit, on a recueilli du pus dont l'examen bactériologique fut fait à l'hôpital Laënnec.

En voici le résultat ;

Examen Bactériologique

***Fait par* M. VEILLON,**

***interne de M. le professeur* STRAUSS.**

On a découvert dans le pus des diplocoques.

Ce pus a été ensemencé en stries sur des plaques de gélatine et d'agar-agar.

Le long des stries, se sont développées des colonies arrondies, d'un blanc grisâtre, assez espacées.

L'examen microscopique de ces colonies les montre formées de microcoques très ténus, arrondis, et associés en chainettes.

L'aspect des cultures et la morphologie des micro-organismes montrent bien que dans le cas présent, il s'agit sans aucun doute, du *streptococcus pyogenes*.

Quelle était donc chez notre malade la porte d'entrée ?

Dans ses antécédents personnels nous ne retrouvons qu'une fièvre typhoïde datant de 15 ans. Nous n'avons pas à nous y arrêter, car cette maladie n'a laissé aucune trace.

Il a été atteint, il est vrai, d'angine et de laryngite aiguës infecteuses probables, il avait en effet de l'anoexie, de la céphalgie violente avec une forte élévation de température.

Mais, cette affection remonte à trois mois, aussi ne croyons-nous pas qu'elle ait pu jouer un rôle quelconque dans la production du phlegmon bilatéral.

Les streptocoques n'auraient pas attendu si longtemps pour manifester leur présence, et l'inflammation se serait montrée plus tôt.

Avec soin nous avons examiné les oreilles, la région occipitale; tout était en parfait état.

A l'aide d'un laryngoscope, il nous a été possible d'examiner les parties de la gorge susceptibles d'être incriminées. — Le malade ayant une forte contracture des mâchoires, nous sommes parvenu à lui faire ouvrir la bouche, en écartant à l'aide de coins chaque angle du maxillaire.

Les amygdales étaient normales, ainsi que les régions laryngienne et pharyngienne. Rien ne pouvait de ce côté nous expliquer pourquoi l'ouïe était affaibli. La trompe d'Eustache était peut-être atteinte, sans que nous ayons pu le reconnaître. Car la gorge était saine. *La langue* ne présentait aucune trace d'ulcération. Aucun bourrelet en fer à cheval ne la repoussait ni en haut ni en arrière. Le plancher de la bouche n'était nullement tuméfié, comme on le voit dans les angines dites de Ludwig. D'ailleurs il n'y avait pas de dyspnée.

Nous l'avons vu dans la pathogénie des phlegmons du cou. Les dents sont le plus souvent incriminées. C'est pourquoi toute notre attention s'était portée de ce côté.

Incisives, canines, molaires, toutes les dents nous semblaient saines. Jàmais le malade n'en avait souffert ; il pouvait, nous disait-il, casser les amendes les plus dures, sans difficulté.

Nous remarquons simplement que ses dents sont excessivement serrées. Ses dents de sagesse ressortent très bien, et ne mâchent en aucune façon la muqueuse de la gencive.

Partout nous recherchons une trace de carie, sans en rencontrer. Nous nous servons même d'un petit miroir de Fauvel, pour reconnaître si une des dents ne serait pas atteinte par sa partie postérieure, sur la face contiguë à une autre dent ; mais cette examen ne nous donne aucun résultat.

La transparence des incisives est parfaite. Leur couleur ainsi que celle des canines et des molaires ne laisse rien à désirer.

Nous l'avons dit, dans l'observation, la *percussion et la pression* éveillent une douleur assez accentuée du côté de *la dent de sagesse,* aussi bien du côté gauche que du côté droit de la mâchoire inférieure.

Ne trouvant rien par ailleurs, nous pensons nous trouver en présence d'un de ces cas souvent rencontrés, où la racine est malade alors que la couronne est saine. — Ce n'est pas SANS DE LONGUES HÉSITATIONS que nous nous décidons à extraire les dents de sagesse. Sur la face juxtoposée à la face postérieure des deuxièmes grosses molaires inférieures nous trouvons quelques petits points où l'émail semble altéré. Quoi qu'il en soit, la coupe des racines ne permet de découvrir aucune trace d'altération.

Pourquoi sommes-nous intervenu du côté des dents de sagesse? C'est que tout semblait nous indiquer qu'elles étaient atteintes. — Elles sont en effet le plus souvent prises; d'autre part elles étaient excessivement douloureuses à la pression et à la percussion. Il était donc probable que nous nous trouvions en présence d'un de ces cas signalés dans la thèse de de Pietkiewicz (1) où les dents étant très serrées, les vibrations produites sur une dent voisine sont transmises à la dent malade, la seule qui soit douloureuse.

Il se pouvait donc que les vibrations produites par la percussion exercée sur la dent de sagesse, fussent transmises à la 2me grosse molaire.

Les deux dents de sagesse ayant été extraites, il était facile d'examiner les 2mes grosses molaires inférieures sur leur face postérieure.

A l'aide d'un petit miroir nous arrivons facilement à reconnaître que de chaque côté, les deuxièmes grosses molaires inférieures présentent les traces d'une carie très avancée sur leur partie postérieure, c'est-à-dire

(1) Pietkiewicz déjà cité (Paris 76).

sur la face qui était contiguë à la face antérieure des dents extraites. — Un petit stylet recourbé pouvait sans difficulté pénétrer dans un orifice situé à la partie inférieure de la couronne. On provoquait ainsi une douleur très intense.

Les portes d'entrée du germe infectieux sont donc trouvées pour notre phlegmon bilatéral.

Les *micro-organismes* si *nombreux dans* la *bouche*, les nombreuses spirilles étudiées par Galippe, entrent par cette voie, et transportés par les lympathiques, *arrivent* aux *ganglions sous-maxilliares* qu'ils enflamment. L'inflammation se communique au tissu cellulaire périganglionnaire; dès lors, le phlegmon sus-hyoïdien est constitué. Au bout de huit jours les spirilles ont disparu, et nous ne retrouvons plus que des streptocoques. Le malade présente tous les symptômes d'un état infectieux. Il est amaigri, anoréxique; etc., etc., le *terrain* se *prépare* pour l'éclosion des accidents graves. On l'opère du côté gauche, mais, malgré la rapidité du traitement, l'infection est déjà trop profonde et les manifestations inflammatoires du côté droit, à début récent, s'accentuent, et, au bout de 9 jours, présentent une intensité très grande. A droite et à gauche, la 2me grosse molaire cariée, présente une large porte d'entrée. Les mêmes germes infectieux, agissent d'un côté et de l'autre. Ils sont d'une septicité extrême.

Le malade, d'un tempérament très solide avant d'entrer à l'hôpital, voit ses forces réduites à néant par ce simple phlegmon sous-maxillaire gauche; c'est pourquoi l'agent septique trouve un terrain tout préparé, et on voit apparaître un phlegmon sous-maxillaire droit, alors que de ce côté il n'y aurait eu qu'un simple engorgement, qui sans doute se serait terminé par résolution, si d'une part, le microorganisme n'avait pas été aussi virulent, si de l'autre, l'état de réceptivité n'avait pas été changé chez notre sujet, par le premier phlegmon, celui du côté gauche.

Seule l'intervention chirurgicale a pu empêcher de plus graves désordres. Les deux phlegmons ont été pris à temps. Le traitement est donc une question excessivement importante. Nous nous en occuperons dans le chapitre suivant.

Pour nous résumer, nous dirons que notre malade était atteint d'un phlegmon *bilatéral* et non pas d'un de ces phlegmons qui, s'ils envahissent les deux côtés de la région cervicale, ne le font qu'en empiétant sur la région médiane, comme le phlegmon en fer à cheval, ou bien en se propageant à droite et à gauche de la région sous-mentale qui leur a servi de point de départ.

Dans l'observation qui est sous nos yeux, *deux portes d'entrée* sont ouvertes au poison buccal. Ce sont les deuxièmes grosses molaires inférieures cariées.

Mais, à part l'affaiblissement que le phlegmon gauche va causer, à part le mauvais état général, l'état infectieux dont il est la source, il n'existe aucun rapport entre ce phlegmon gauche et le phlegmon droit.

Ce sont *deux phlegmons spéciaux* distincts.

La deuxième grosse molaire inférieure gauche est cariée.

L'agent infectieux peut donc avancer librement de ce côté, gagner les ganglions sous-maxillaires gauches.

L'inflammation périganglionnaire a lieu, le phlegmon sous-maxillaire gauche est constitué.

Malgré sa virulence, il reste pourtant localisé de ce côté ; mais sa septicité est telle que l'état général du malade s'en ressent.

Peut-être le poison avait-il déjà envahi les ganglions lymphatiques droits, grâce à la porte d'entrée que lui ouvrait la deuxième grosse molaire inférieure droite.

Mais, jusqu'à ce moment, ses effets ont été presque nuls, parce que le sujet n'est pas encore assez affaibli.

Cependant au bout de quelques jours, si les forces du malade ont diminué, celles du poison restent non pas les mêmes, mais augmentent à mesure que le terrain se prépare.

C'est pourquoi le phlegmon droit apparait rapidement.

La marche de ce deuxième phlegmon sera la même que celle du premier ; il n'envahira, pas plus que le phlegmon gauche, la région médiane pour gagner le côté opposé à son point de départ.

En un mot la région sus-hyoïdinene médiane est intacte; c'est un obstacle que ni l'un ni l'autre n'a franchi.

Ne trouvons-nous pas une certaine analogie, entre notre phlegmon bilatéral du cou, et le troisième fait observé par Linon et Nélaton, et rapporté à la Société de chirurgie par Delorme (1) ;

Cinq jours après le début des accidents, dit Delorme,

(1) Société de chirurgie, juillet 1892.

n constatait un gonflement dur, ligneux, total, plan, de la région sus-hyoïdienne droite, le gonflement dépasse un peu la ligne médiane, et se continue avec un œdème mou de la moitié correspondante de la face. Il y a du trismus. On croirait à un adéno-phlegmon *sous-maxillaire*, à marche suraiguë et *bilatéral, ce qui est exceptionnel.*

On ne trouve le pus qu'après avoir dilacéré le mylo-hyoïdien. (Angine de Ludwig).

Onze jours après, les mêmes symptômes apparaissent à gauche; il y a de la rougeur, mais l'œdème de la face est moins accentué; pour trouver le foyer purulant, il faut encore débrider le muscle mylo-hyoïdien.

Notre observation a cela de commun avec celle qui précède, c'est que les deux côtés sont pris consécutivement. Dans les deux cas, nous avons des phlegmons d'une septicité extrême.

Mais, dans l'un le gonflement dépasse la ligne médiane, tandis que dans l'autre, il n'en est pas ainsi.

Dans le cas de Delorme, *l'aboutissant* du poison n'est pas le même que chez notre malade.

Delorme parle d'une angine de Ludwig; nous, de notre côté, nous parlons d'un phlegmon sous-maxillaire que nous appelons *bilatéral*, parce que les phlegmons droit et gauche ont été consécutifs, sans qu'on puisse attribuer à l'un l'origine de l'autre, puisque la porte d'entrée était double.

Chez le malade de Delorme, l'agent septique a gagné un ganglion. Chez notre malade, un autre. D'où la variété de phlegmon dans les deux cas. Nous allons maintenant étudier le traitement.

TRAITEMENT

Tous les chirurgiens sont d'accord pour intervenir dans les cas de phlegmon du cou. Car tel phlegmon qui aujourd'hui ne présente aucune gravité par ses symptômes, provoquera peut-être demain des accidents mortels.

Les dents sont en cause. S'il s'agit d'une fistule provoquée par une lésion de la racine, avec couronne saine, comme dans l'observation de *M. Gérard-Marchant* (1), on resèque la pointe de la dent, et on pratique la *greffe dentaire*.

A la même séance, le professeur Le Fort parle de deux de ses malades qui ont été traités par la *trépanation*. De suite les accidents ont disparu.

Nous lisons dans les (2) *Archives provinciales de chirurgie* (n° de 1er novembre 1892) une observation publiée par Maurice Pollosson, de Lyon, professeur à à la Faculté de Médecine, chirurgien en chef à l'Hôtel-Dieu. Il s'agit de certains abcès aigus, d'origine dentaire guéris par la *trépanation de la dent au collet.*

Magitot (3), in *Bulletin de thérapeutique* (n° du

(1) Gérard Marchant. — Société de chirurgie, 30 mars 1892.
(2) Archives provinciales de chirurgie, 1er novembre 1892.
(3) Magitot. — Bulletin de thérapeutique, 30 août 1867.

30 août 1867), sous ce titre : Du drainage chirurgical dans ses applications à la thérapeutique de la carie dentaire, a préconisé la trépanation de la dent à son collet, dans des cas de caries pénétrantes avec périostite chronique suppurée, alors que la dent peut être conservée.

Dans certains cas, s'il ne s'agit que d'un simple empâtement œdémateux, n'occasionnant aucun phénomène fébrile, aucun accident infectieux, ne semblant pas avoir de tendance à la diffusion, bien circonscrit, si on ne se trouve en présence que d'une simple fluxion, il sera permis d'attendre, et de n'employer que les résolutifs, tout en soutenant les forces du malade par quelques toniques.

Mais de telles circonstances sont excessivement rares. Dans les hôpitaux principalement, le malade ne se présente d'ordinaire au chirurgien, que lorsqu'il ne peut plus se soutenir; dès lors l'affection a déjà pris de la gravité ; l'inflammation s'est étendue plus ou moins loin, dans telle ou telle direction ; la *fluctuation plus ou moins profonde*, mais *toujours asez difficile à percevoir*, apparaît au bout de quelques jours.

Si on ne l'a pas encore constatée, employer peut-être le traitement indiqué par Moty. — Il faut, dit Moty (1), dès que l'induration et le gonflement apparaissent, d'abord supprimer la cause, c'est-à-dire extraire la dent malade, puis pratiquer un drainage, en passant avec une aiguille 5 ou 6 crins de Florence dans la masse indurée et enflammée. On fait un pansement humide et compressif. Au bout de quelques jours

(1) Moty. — Société de chirurgie, 20 juillet 1892.

les crins sont enlevés, et tout se termine par résolution.

S'agit-il de ces phlegmons graves, septiques, à marche envahissante, produisant rapidement un état infectieux, et d'autres symptômes souvent mortels, il faut alors agir sans tarder, arrêter le pus dans sa marche, faire des incisions larges et multiples ; employer le *thermocautère*, qui, par la chaleur développée, détruit à coup sûr les germes infectieux.

Le *fer rouge* doit donc être passé avec soin sur tous les points suspects, sans en négliger un seul.

Inciser largement et brûler, désinfecter la région buccale par les solutions antiseptiques, voilà ce qui doit être fait. Mais toujours l'incision doit être pratiquée à la partie la plus déclive afin de permettre aux liquides purulents de s'écouler facilement.

Toujours il faut drainer et laver fréquemment le foyer.

Il faut prendre le pus où il se trouve, y arriver par les voies les plus directes. Dans les cas de phlegmon sublingual, comme dans d'autres cas graves où le pus semble être collecté très profondément, un peu plus près du plancher de la bouche que des téguments, l'incision des téguments nous paraît de beaucoup préférable à celle de la muqueuse du plancher buccal, toujours souillée par la salive et les germes infectieux qu'elle contient; de plus la plaie extérieure est plus facilement lavée et désinfectée.

Dans les cas d'incision buccale, si des précautions antiseptiques sont prises avec soin, on peut arriver à un résultat parfait. Dans les *Archives provinciales de chirurgie* (1) (N° du 1er Novembre 92) nous trouvons en effet une observation d'angine de Ludwig, dont était atteint un malade du Dr Herbline, d'Isigny, près de Grandcamp (Manche). E. Guillet, de Caen, professeur à l'Ecole de médecine, fit de chaque côté de la langue, et parallèlement à celle-ci, une incision profonde de 6 à 7 cm. Le pus, fétide sanieux, ne fut cependant évacué qu'à l'aide de la sonde cannelée. — Bien que les incisions fussent buccales, le malade guérit rapidement, grâce aux fréquents lavages antiseptiques, et aux nombreux soins donnés à la bouche.

Donc attaquer le foyer par le point le plus accessible; faire, lorsque de graves accidents sont à craindre, des incisions larges et multiples, tout en procédant avec beaucoup d'attention, pour ne pas léser des organes importants que pourrait rencontrer le scalpel. — La trachéotomie sera pratiquée lorsque la dyspnée fera craindre l'asphyxie à bref délai. Si les phénomènes généraux sont graves, ne pas même attendre la formation du foyer pour inciser largement.

Mais nous avons pris pour sujet un cas de phlegmon bilatéral *sous-maxillaire*. — Quel est donc le traitement qui convient à ce genre de phelgmon, lorsque le pus est collecté?

Les ponctions capillaires (Voillemier, Crocq), les éton (Bonnefont, Saint-Germain), le drainage simple (Chassaignac) ont quelquefois été suivis de bons résultats.

Actuellement on applique surtout l'incision antiseptique avec drainage. L'incision pratiquée d'ordi-

(1) E. Guillet, de Caen. — Archives provinciales de chirurgie, 1er Novembre 1892.

naire est celle qui est parallèle au bord inférieur du maxillaire, placée à deux ou trois centimètres au-dessous de lui, un peu plus rapprochée de l'angle de la mâchoire que de la symphyse mentonnière.

Verneuil pratique cette incision juste entre la symphyse et l'angle du maxillaire.

Pour Tillaux (1) et Verneuil, cette incision doit être très large. Tillaux l'élargit à l'intérieur avec le doigt. Verneuil glisse une sonde cannelée dans le foyer, et avec une pince à forcipressure fortement ouverte, il *en fait* la *discision;* au bout de quelques jours de lavages, le drain est enlevé, et la *cicatrice* qui en résulte est *très peu apparente.*

Monsieur le professeur *Léon Le Fort* (2) nous indique *les meilleures règles* à suivre pour pratiquer l'incision des abcès tant superficiels que profonds.

Pour ce qui concerne *les abcès superficiels,* M. le professeur Léon Le Fort nous donne les conseils suivants :

1° Inciser l'abcès en un seul temps pour éviter la souffrance au malade.

2° Une des extrémités de l'incision doit répondre à la partie la plus déclive.

3° Une seule ouverture suffit d'ordinaire. Elle doit être assez grande pour favoriser l'issue du pus. Si cette ouverture ne se trouve à la partie la plus déclive, si les clapiers ne peuvent être recollés par la seule compression, alors, il faut faire une *contre-ouverture.*

(1) Tillaux. — Traité de chirurgie.

(2) Manuel de Médecine opératoire par J. F. Malgaigne (Edition 1874).

4° Si l'abcès est sous un muscle il ne faut pas seulement en écarter les fibres; on doit les diviser soit en travers, soit obliquement; sans cette précaution le pus n'aurait pas une issue suffisante.

S'il s'agit *d'abcès profonds*, M. le *professeur Léon Le Fort* nous indique trois procédés.

1° Le premier procédé consiste à se servir d'un *bistouri convexe*. Il faut *inciser couche par couche*.

Avec le doigt on s'assure *des organes à éviter et de la fluctuation.*

2° On peut, aussi, faire une incision à la peau, puis avec la sonde cannelée, avec le manche d'un scalpel, ou, *mieux encore avec le doigt*, on déchire les brides de tissu cellulaire faisant obstacle à l'écartement. On arrive ainsi au pus sans instrument tranchant.

3° Enfin, on peut inciser *couche par couche, jusqu'à une certaine profondeur, s'arrêter quand on craint le danger.*

On bourre avec de la charpie, et on attend. Alors, au bout de peu de temps, soit que la résistance opposée à l'issue des matières purulentes soit moins considérable, soit que l'inflammation de la plaie se soit communiquée au foyer, le pus se fait jour par l'incision.

En suivant les règles ci-dessus tracées, le chirurgien est certain d'éviter tous les obstacles, et si son incision ne sauve pas le malade, il sera du moins persuadé qu'il n'a rien négligé pour le mettre à l'abri du danger.

M. Gérard-Marchant a employé pour notre malade un procédé qui nous semble avoir de grands avantages. Des deux côtés, à 4 cent. de l'angle du maxillaire et 4 cent. de la symphyse mentonnière, M. Gérard-Marchant a fait un peu au-dessous de la mâchoire *deux petites incisions, nous dirions presque deux ponctions*, permettant simplement d'introduire dans la plaie un drain de moyen calibre. Une petite quantité de pus s'étant écoulée, on glissa ce drain par l'ouverture postérieure, et on le fit sortir par l'antérieure.

De sorte que ce drain faisait séton. De nombreuses irrigations sont faites avec du sublimé. Au bout de trois jours le drain est enlevé et la plaie se referme rapidement.

Nous avons eu l'occasion de revoir notre malade. Les cicatrices cachées sous le bord inférieur du maxillaire sont pour ainsi dire invisibles, tellement elles sont petites. La barbe qui a légèrement poussé depuis, laisse à penser que jamais le bistouri n'a touché les régions sous-maxillaires droite et gauche.

Si la grande incision employée d'ordinaire avait été pratiquée dans ce cas particulier, nous serions loin d'avoir obtenu un tel résultat. Notre malade avait un phlegmon bilatéral, il serait donc tout-à-fait défiguré par deux énormes cicatrices de la région sus-hyoïdienne, d'un côté et de l'autre.

Ajoutons que M. Gérard Marchant n'avait constaté aucun décollement du périoste, et que si l'état infectieux du malade l'a engagé à agir promptement, il a néanmoins cru pouvoir borner son traitement à ces deux petites incisions, car à cette époque le phlegmon de chaque côté était bien circonscrit.

Des lavages de la cavité buccale furent faits avec la solution suivante :

Acide phénique, 5 grammes.
Thymol, 0. 15 centigrammes.
Eau distillée, 1000 grammes.

Pour relever l'état adynamique on employa l'extrait de quinquina.

Aujourd'hui le malade est dans un état de santé parfaite. En serait-il ainsi, si l'intervention n'avait pas été aussi rapide ?

De même pour ce qui concerne cette *femme enceinte* dont nous avons cité l'observation. Si *M. Gérard Marchant* n'avait pas pratiqué *de suite* deux larges incisions, il est probable que la malade aurait succombé.

L'infection n'aurait fait que s'accentuer et le phlegmon en fer à cheval n'aurait pas tardé à occasionner des accidents mortels.

Au sujet de cette femme en état de grossesse nous tenons également à faire remarquer la promptitude de l'effet produit par l'intervention.

La température, le 27 décembre au matin, est élevée ; les jours précédents elle atteint jusqu'à 39° 1. La malade est sur le point de succomber.

On l'opère, et à partir de ce moment le mieux s'accentue rapidement, le thermomètre ne dépasse plus 37°5. Le soir même de l'intervention la température n'était plus que de 37°. N'est-ce pas là un résultat digne de remarque ?

L'incision sera variable suivant le siège des phlegmons; un phlegmon médian ne sera pas incisé comme un phlegmon latéral, cela va de soi.

Donc il faut ouvrir, drainer, faire de fréquents lavages, désinfecter la bouche, et, dans les cas graves cautériser au *FER ROUGE*.

CONCLUSIONS

Nous pouvons donc conclure que :

1° La *cavité buccale* est le siège de ce qu'on peut appeler le *poison buccal.*

2° Sous certaines influences *d'affaiblissement général,* ce poison peut créer une *série d'infections locales* correspondant aux *diverses variétés de phlegmons du cou.*

3° La *porte d'entrée* est créée par une :

(*a*) *Erosion muqueuse* gingivale, amygdalienne, pharyngée, laryngée.

(*b*) Altération dentaire.

(c) Lésion osseuse.

4° Suivant le siège de la solution de continuité, il paraît y avoir un retentissement sur telle ou telle zone lymphatique.

De là autant de variétés de phlegmons :
Sous-mental.
Sous-maxillaire.
Sterno-mastoïdien.
Juxta-pharyngien.
Juxta-laryngien.

Nous distinguons aussi le phlegmon **BILATÉRAL** qui a fait l'objet de notre étude, et qui, dans le cas actuel, n'est qu'un plegmon sous-maxillaire *double*, c'est-à-dire un phlegmon sous-maxillaire droit ayant succédé à un phlegmon sous-maxillaire gauche, parce que du côté droit, comme du côté gauche, on trouvait une porte d'entrée (2mes grosses molaires inférieures gauche et droite).

5° Parmi les phlegmons les plus graves, celui qui tue rapidement, et cela quelquefois en quelques heures, malgré une intervention et une thérapeutique actives, est le phlegmon *sous-lingual.*

Cette gravité tient peut-être à une condition locale (profondeur de l'inflammation multiplicité des voies lymphatiques) ou bien à la *difficulté du diagnostic*, et *aux hésitations opératoires.*

6° Le traitement peut être prémonitoire.

Il faut faire de l'*antisepsie buccale DANS TOUS LES CAS* où il y a une simple lésion muqueuse ou dentaire, ou osseuse.

Si le *phlegmon est constitué*, il *faudra reconnaître d'abord la variété de phlegmon, l'ouvrir le drainer.*

On aura recours au *fer rouge* si la septicité est

extrême ; *mais il ne faut JAMAIS NÉGLIGER L'ANTISEPSIE DE LA CAVITÉ buccale.*

Solution avec :

Acide phénique, 5 grammes ; thymol 0.15 centigrammes; eau, 1.000 grammes.

BIBLIOGRAPHIE

Chassaignac. — Bulletin général de thérapeutique 1851.

David. — Des microbes de la bouche.

Delorme. — Société de chirurgie, 13 juillet 1892.

Galippe. — Hygiène de la bouche, Société des Dames Françaises, 2 février 1886.

Galippe et W. Vignal. — Journal des connaissances médicales, 1889.

Guillet E. (de Caen). — Archives provinciales de chirurgie, 1er novembre 1892.

Malgaigne. Léon Le Fort. — Manuel de médecine opératoire. Tom 1er, pages 119-121, 8me édition 1874.

Magitot. — Bulletin thérapeutique, 30 août 1867 — Pathogénie des abcès des mâchoires d'origine dentaire — Gazette des hôpitaux, 3 juin 1869.

Marchant Gérard. — Société de chirurgie, 30 mars 1892.

Moty. — Société de chirurgie, 13 et 20 juillet 1892.

Peyrot. — 4 agrégés. Tome 3.

Piethiewicz. — De la périostite alvéolo-dentaire, thèse. Paris 1876.

Pollosson M. (de Lyon). — Archives provinciales de chirurgie, 1er novembre 1892.

Reynier P. — Société de chirurgie, 27 juillet 1892.

Verneuil et Clado. — Bulletins de la société de stomatologie, (1890-1892).

Walther Charles. — Traité de chirurgie Duplay-Reclus. Tome 8.

Imprimerie des Thèses de Médecine

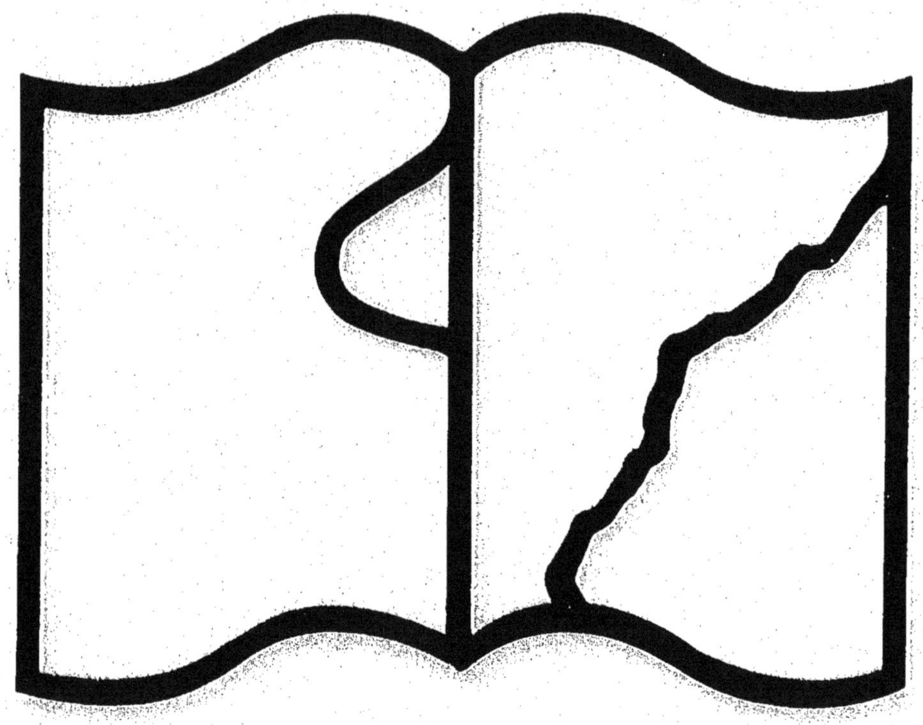

Texte détérioré — reliure défectueuse

NF Z 43-120-11

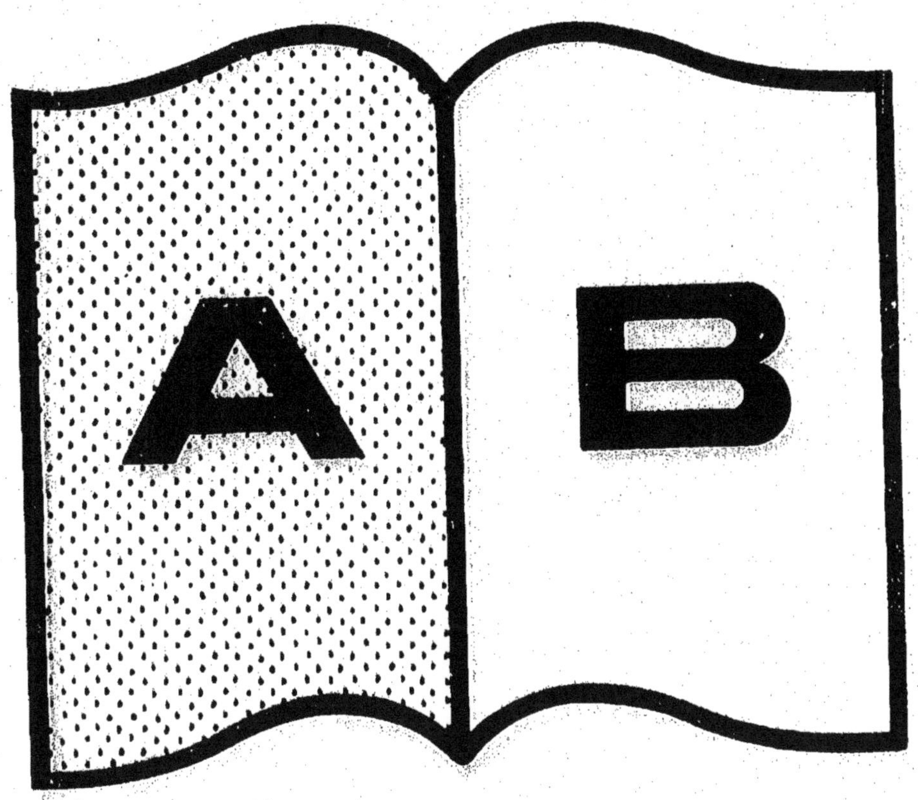

Contraste insuffisant

NF Z 43-120-14

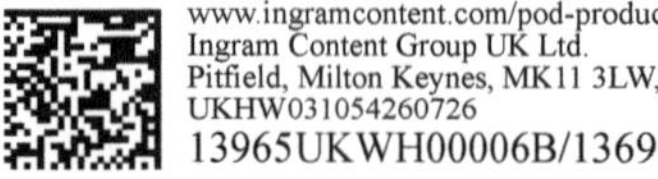

www.ingramcontent.com/pod-product-compliance
Ingram Content Group UK Ltd.
Pitfield, Milton Keynes, MK11 3LW, UK
UKHW031054260726
13965UKWH00006B/1369

9 782013 555906